AF319847

Id. 37.

DE QUELQUES
CAUSES DE MALADIES
PARTICULIÈRES A NOTRE TEMPS

LEÇON D'OUVERTURE DU COURS DE CLINIQUE INTERNE,
FAITE LE 11 NOVEMBRE 1858.

PAR M. FRANCIS DEVAY,

Professeur à l'École de médecine de Lyon,
médecin honoraire de l'Hôtel-Dieu, membre du Conseil d'hygiène
et de salubrité publique, etc.

PARIS

LABÉ, LIBRAIRE DE LA FACULTÉ DE MÉDECINE.

LYON

M. SAVY, LIBRAIRE DE L'ÉCOLE DE MÉDECINE ET DE PHARMACIE,
place Bellecour, 14.

—

1859

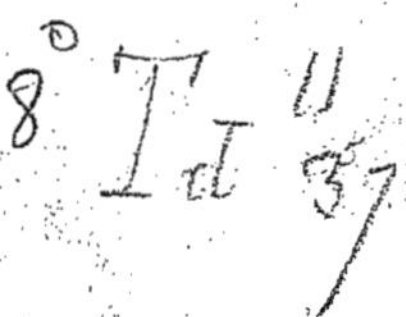

DE QUELQUES CAUSES DE MALADIES

PARTICULIÈRES A NOTRE TEMPS.

Ouvrages de l'Auteur :

TRAITÉ SPÉCIAL D'HYGIÈNE DES FAMILLES considérée dans ses rapports avec le mariage au physique et au moral, et les maladies héréditaires, etc. — Paris, chez Labé, libraire de la Faculté de Médecine, et à Lyon, chez Savy : un fort volume. — 2ᵉ édition entièrement refondue.

Recherches et observations cliniques sur la nature et le traitement des fièvres graves (de la malignité) (*Revue médicale de Paris*, 1843).

Mémoire sur le valérianate de zinc ; de son mode de préparation et de son application aux névralgies et aux migraines (*Gazette médicale de Paris*, 1844).

Mémoire sur le valérianate de quinine, etc. ; de son emploi thérapeutique dans les fièvres et les névralgies intermittentes (*Gazette médicale de Paris*, 1844).

Recherches nouvelles sur la conicine et de son mode d'application aux maladies cancéreuses et aux engorgements de la matrice et du sein. 2ᵉ édition, 1857. Savy, libraire-éditeur.

Les produits pharmaceutiques décrits dans ces trois précédents Mémoires, ont valu à M. Guilliermond une médaille de première classe à l'Exposition universelle de 1855.

Etudes sur les prodromes des affections graves du cerveau considérés sous le rapport clinique, physiologique et médico-légal (*Gazette médicale de Paris*, 1851).

LYON. — IMPRIMERIE D'AIMÉ VINGTRINIER,
Quai Saint-Antoine, 36.

DE QUELQUES
CAUSES DE MALADIES

PARTICULIÈRES A NOTRE TEMPS

LEÇON D'OUVERTURE DU COURS DE CLINIQUE INTERNE,
FAITE LE 11 NOVEMBRE 1858.

PAR M. FRANCIS DEVAY,

Professeur à l'École de médecine de Lyon,
médecin honoraire de l'Hôtel-Dieu, membre du Conseil d'hygiène
et de salubrité publique, etc.

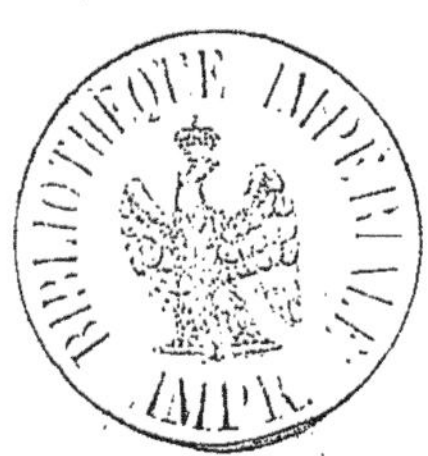

PARIS
LABÉ, LIBRAIRE DE LA FACULTÉ DE MÉDECINE.

LYON
M. SAVY, LIBRAIRE DE L'ÉCOLE DE MÉDECINE ET DE PHARMACIE,
place Bellecour, 14.

1859

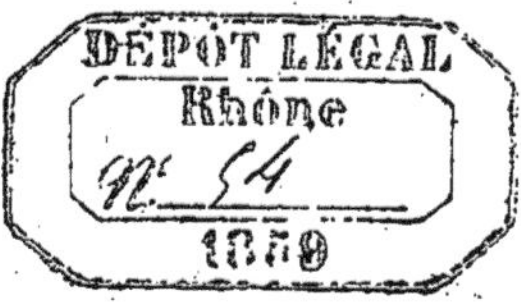

A MONSIEUR A. JAUMES

Professeur de pathologie générale à la Faculté de Médecine
de Montpellier.

Mon cher Ami,

Cet opuscule est peu digne de vous être offert; mais
sa publication me fournit l'occasion précieuse pour
moi de vous exprimer publiquement mes sentiments
affectueux, et de vous offrir aussi le témoignage de
mon admiration, de ma vive sympathie pour vos
écrits et votre enseignement, où la solidité des doc-
trines s'unit à la clarté de l'exposition, où la philoso-
phie féconde l'étude des faits.

DE
QUELQUES CAUSES DE MALADIES

PARTICULIÈRES A NOTRE TEMPS.

MESSIEURS,

Un des devoirs du professorat consiste à diriger l'esprit des élèves, tout en les enseignant, à indiquer surtout par où pèche l'esprit général des études et les lacunes que présente l'éducation de ceux qui vont s'y livrer. L'an dernier, je vous ai entretenu des avantages de l'érudition en médecine, de ce savoir puisé aux bonnes sources, de cet emprunt fait au génie et aux lumières de nos ancêtres, qui éclaire autant notre intelligence qu'il affermit notre pratique. Vous savez, du reste, quels beaux développements ont été donnés à ce sujet par un de vos maîtres habiles (1).

Je vous exposerai aujourd'hui quelques réflexions sur un des points de la clinique où règne une obscurité et une confusion bien grandes ; mais où ces choses doivent s'imputer aussi bien aux difficultés que l'on rencontre qu'à la négligence apportée. La symptomatologie, la séméiotique, la connaissance des signes extérieurs des maladies ont fait

---

(1) M. le professeur Pétrequin. Voir ses *Études sur les méd:* *de l'Antiquité.*

de nos jours, beaucoup de progrès : peut-on dire la même chose de l'étiologie ?

Si vous faites un retour sur vous-mêmes, si vous réfléchissez au mode vulgairement employé pour prendre les observations, à la futilité des causes que l'on y inscrit, au peu de soin que l'on prend de tracer l'historique de la personne malade, vous serez peu surpris des incertitudes et des tâtonnements de la thérapeutique. On a l'habitude de s'arrêter aux causes les plus grossières et les plus immédiates, telles que l'impression du froid, du chaud, d'un banal modificateur hygiénique : il faut presque un empoisonnement pour nous faire dépasser ce niveau de l'étiologie. Si on rencontre une certaine ardeur parmi les jeunes adeptes de la science, pour se livrer à l'étude des symptômes de maladies, et particulièrement à celle des signes physiques, on trouve chez eux presque du découragement pour rechercher les causes de ces mêmes maladies : ils semblent reculer devant l'idée de s'engager dans une voie ténébreuse. Mais aussi, quelque chose les avertit instinctivement que ce travail est incomplet, et que le couronnement manque à leurs efforts. Le couronnement de toute bonne observation médicale, c'est l'étiologie.

Pourquoi la dissimuler : dans l'état actuel des choses, plusieurs raisons ne contribuent-elles pas à jeter du discrédit sur des recherches de cette nature? Il faut compter d'abord la notion que nous avons des maladies dites *spontanées*, où des productions organiques, des altérations graves de structure ou de fonctions, se forment sans être imputables à une cause déterminée. Il faut, en second lieu, tenir compte du peu de cas que des esprits bien faits, habitués à raisonner, doivent faire de la division classique des causes, enseignées dans la plupart des livres élémentaires. Comment peut-on se satisfaire d'une logomachie où se rencontrent les dénominations semblables : causes *prédisposantes, occasionnelles, efficientes, prochaines,* etc. Où plusieurs de ces désignations font double emploi, et l'une, la cause *prochaine* s'applique à la lésion qui, elle-même, a une cause !

Il vaudrait beaucoup mieux s'en tenir à l'antique division de Galien qui divisait les causes : 1º En externes et en internes ; 2º En antécédentes et conjointes (prédisposantes et déterminantes) ; 3º en spécifiques.

Nous devons donc renoncer à cette nomenclature qui rappelle un peu les traditions de l'ancienne scolastique, pour nous rattacher à deux grandes classes, dans lesquelles l'observateur réfléchi et méthodique peut faire rentrer toutes les circonstances que comporte la notion étiologique : 1º les causes prédisposantes ; 2º les causes excitantes ou déterminantes : dans cette classe rentrent les causes *spécifiques*. C'est par un sérieux labeur, c'est par une minutieuse enquête que le médecin parvient à déterminer la valeur respective de chaque cause. Quelquefois il rencontrera dans les causes prédisposantes, une tendance à prendre le rôle de causes efficientes, témoin les maladies héréditaires. Le plus souvent il trouvera une telle complexité dans le nombre des causes efficientes qu'il aura une extrême difficulté pour fixer l'ordre de leur importance. Mais en clinique l'indication se mesure à la nature du mal, et la nature du mal se mesure aussi à la nature des causes qui l'ont produit.

Je ne puis avoir la satisfaction, dans les réflexions que je vais vous présenter, de vous dire que sur ce point la science est déjà en voie de progrès, qu'il ne s'agit que de la seconder de ses efforts. Loin de là, je vous répéterai que la doctrine étiologique manque presque totalement, que chaque médecin, s'il veut réellement payer son tribut à ne œuvre utile, s'il est désireux de contribuer à donner à son art ce cachet de certitude que l'opinion publique est trop disposée à lui refuser, doit appliquer tout son esprit, toutes ses facultés à constater la réalité de l'existence des causes, à bien se pénétrer de leurs rapports de coïncidence et de succession, tout en laissant de côté, comme trop ambitieuse, la notion adéquate de la cause à l'effet, ou pour mieux dire son essence. C'est à un travail purement expérimental que je vous convie, mais à un travail qui réclame

un esprit de suite, des observations suffisamment nombreuses, l'habitude d'inductions philosophiques qui per-
mette quelquefois de conclure à de grands effets sur la
nature humaine, de la part de causes réputées minimes,
et sur lesquelles l'observation ne s'est point suffisamment
étendue. Je vous convie à une mission de progrès et d'avenir, dans laquelle on ne peut mieux servir les intérêts de
l'humanité qu'en plaçant dans toute son évidence la nocuité
d'une cause qu'elle méprise ou qu'elle méconnaît.

Si, dans la revue très-abrégée, du reste, que je vais passer
de certaines causes importantes et qui ne me paraissent
point suffisamment étudiées dans l'intérêt des bonnes études
médicales, il m'arrive de faire quelques digressions dans la
pratique civile, où la filiation des causes et leur délicatesse,
sont mieux saisies, où les renseignements sont plus clairs et
plus précis, où l'œil du médecin pénètre mieux, je demeu-
rerai le plus souvent dans le milieu de notre enseignement.
Je tâcherai de vous démontrer que dans nos salles, avec
nos malades si rarement disposés à s'épancher, vous pouvez
faire une ample moisson de connaissances étiologiques ;
que là même vous ferez, sous ce rapport, des acquisitions
que vous ne pourrez point faire ailleurs. Heureux, Messieurs, si je parviens à vous inspirer le goût d'une plus
grande assiduité dans des asiles, où vous sont si libérale-
ment offerts tous les trésors de l'observation.

1. *Des causes innées ou de famille.*

Fernel, sous la désignation de *causes efficientes*, celles
dont l'action change l'état du corps et fait passer celui-ci
à l'état de maladie, admettait deux classes de causes : les
unes *innées*, *congénitales*, celles que nous tenons de la
naissance ; les autres *adventives*, qui agissent sur nous
après la vie embryonnaire. Cette division est bonne et
claire. Il faut que tout malade, si nous voulons être au

courant des indications thérapeutiques, nous présente ses titres sanitaires, la connaissance de son origine. Dans la vie judiciaire, avant de procéder au jugement d'un accusé, le magistrat consulte son dossier. Le médecin doit avoir aussi son *dossier pathologique* où sont inscrites les maladies de familles et les maladies héréditaires. Commencez donc par établir chez tout malade, l'*individualité*, c'est-à-dire la plus intime des prédispositions ; puisez cette notion dans les archives de la famille, puis dans son tempérament et ses habitudes.

Comme l'a dit un de nos savants critiques, à propos de notre livre, « la famille est un être collectif, un atome composé, ayant son organisation, ses fonctions et ses propriétés spéciales. La famille est le *genus homo*, l'atome constituant du genre humain. L'homme, la femme et les enfants n'en sont que les intégrants les tributs ; les nations n'en sont que les agrégats. Mais les intégrants et les agrégats ont aussi leur anatomie, leur physiologie, leur hygiène, leur pathologie et leur thérapeutique spéciales qui s'unissent à celles de la famille pour compléter l'immense et sublime domaine de la médecine (1). » Vous pouvez voir, par là, de quelle importance il est pour le médecin d'être bien renseigné sur les qualités du sol où la plante humaine a pris naissance, là où se sont élaborés ses fluides nourriciers, là où son système nerveux a pris, en quelque sorte, le moule de sa contexture. Je ne saurais donc trop vous conseiller d'approfondir chez vos malades, l'hérédité dans les maladies, de réveiller par votre intérêt et votre zèle des souvenirs confus.

Pour bien saisir le mode de l'hérédité morbide, pour en avoir une conception suffisante, il est important de n'y point voir toujours une maladie identique. L'identité n'est point le produit constant de l'hérédité ; témoin l'épilepsie dont la transmission héréditaire est admise de tous comme une vérité vulgaire. Parmi trois cent soixante-quatre épi-

(1) Dr Jules Guyot, *Union Médicale*, 25 septembre 1858.

leptiques qui ont pu fournir des renseignements sur l'état de leurs parents (pères, mères, oncles, tantes, frères, sœurs, cousins, cousines), on a trouvé que 62 fois une origine vraiment épileptique, tandis que dans les 302 cas restants, il a fallu se contenter pour prédisposition héréditaire : 17 fois d'hystériques, 37 fois d'apoplectiques, 38 fois d'aliénés, et 195 fois de parents atteints de convulsions, de phthisie, d'ivrognerie, d'excentricités, de scrofules, de bégaiement, d'éclampsie, d'asthme, d'amaurose, etc., etc., ou morts par suicide (1). Dans d'autres statistiques, sur 170 épileptiques, on en trouve 72 dont les ascendants ont été ou aliénés ou hystériques ou choréiques. Il me sera facile pour d'autres maladies qui passeront sous nos yeux, de rattacher leurs formes variables à une souche originelle.

Déjà, les années précédentes, j'ai eu l'occasion de vous faire constater de curieuses affinités entre des maladies qui paraissaient extérieurement indépendantes de toute influence originelle, et des affections qui avaient atteint les ascendants. Ainsi l'asthme, la gastralgie simple ou hypochondriaque, les palpitations nerveuses du cœur, etc., ont été expérimentalement rattachés plusieurs fois à des affections convulsives, manifestées chez les parents. L'hérédité et les notions que vous acquerrez par elle vous serviront fréquemment à saisir le fil ou le trait d'union qui unit souvent les grandes diathèses humorales, à éclairer votre analyse s'exerçant sur des composés morbides qui ne sont qu'une modification et une transmutation des maladies héréditaires. Vous sentirez le besoin d'un pareil secours, dans des cas difficiles, dans certaines maladies chroniques qui ne manqueront pas de s'offrir à vous, et dont les caractères tronqués rappelleront à [votre esprit la simultanéité des diathèses scrofuleuses, scorbutiques, herpétiques, etc. Vous vous rappellerez ces paroles de Baillou : « Lués ve-

(1) Moreau (de Tours). *De l'étiologie de l'épilepsie*, etc, (*Mémoires de l'Académie de Médecine*, 1854, t. XVIII, p. 99.)

nerea et strumœ et Elephas aliquid habent cognatum. »
L'étude des maladies de famille, celle des circonstances au
milieu desquelles l'être humain a été conçu, devient un des
plus riches filons de la médecine pratique aussi bien que
de l'hygiène préventive et, si ce point n'était devenu un
sujet particulier de ma prédilection, je m'y arrêterai ici
plus longuement.

Un des plus précieux avantages que vous recueillerez de
l'assiduité aux visites, sera celui d'être initiés aux prédispositions morbides qu'impriment les âges. L'âge considéré en lui-
même n'est pas une cause de maladie; mais en raison des
différentes modifications imprimées aux forces vitales, aux
actions et aux prédominances organiques, eu égard à l'é-
nergie, l'exagération ou la faiblesse, et à la dégradation de
certaines fonctions, à diverses périodes de l'existence humaine, les âges qui correspondent d'une manière plus ou
moins exacte à ces modifications, à ces prédominances, à
ces détériorations successives, deviennent une occasion de
maladie, à cause des prédispositions spéciales qu'ils intro-
duisent dans l'individu (1). C'est un des sujets les plus in-
téressants de la clinique médicale, et je n'ai jamais négligé
l'occasion de vous le faire remarquer, que les transformations morbides nées de l'influence des âges, agissent les
unes à l'égard des autres comme phénomènes critiques des
maladies de l'âge précédent. Des fluxions eczémateuses de
l'enfance sont remplacées par des névralgies dans la jeu-
nesse, des hémorroïdes leur succèdent dans l'âge mûr, puis
surviennent des douleurs rhumatismales et des dartres
dans la vieillesse. C'est un même état morbide dont les
accidents sont régularisés dans leur évolution successive,
dans leur durée et dans leur disparition par l'influence des
âges (2). Le sexe prédispose au développement d'un cer-

(1) Andrieu. Thèse pour l'agrégation de Montpellier : *De la valeur
des prédispositions morbides pour la connaissance et le traitement
des maladies.*

(2) Gendrin.

tain nombre de maladies, qui si elles ne sont pas exclu-
sives, sont néanmoins beaucoup plus fréquentes chez un
sexe que chez l'autre. Vous apprendrez en peu de temps
combien la femme, par exemple, se trouve exposée à la
chlorose, à l'hystérie et à toute la série des affections spas-
modiques. Enfin l'étude du tempérament, de la constitution, de l'idiosyncrasie qui est au tempérament ce que la
bizarrerie est au caractère, complète pour vous la notion
des causes innées ou de famille.

II. *Causes prédisposantes acquises.*

Lorsqu'on vous signale l'utilité de faire entrer dans le
plan de vos interrogations, l'habitude de demander quelles
ont été les maladies antérieures, c'est pour compléter vos
connaissances étiologiques. Une maladie antérieure prédispose à une autre, en donnant lieu, de la part de l'organisme, à la répétition des mêmes accidents, ou à des
transformations. Une maladie diathésique change de siége,
et voile ses signes extérieurs ; une inflammation chronique
limitée d'abord, tend à envahir par continuité des organes
plus éloignés. Aux angines habituelles peut succéder le
catarrhe chronique ; une fièvre grave chez un jeune homme
dispose à la phthisie ; aux pertes séminales peut succéder
l'hypochondrie ou l'aliénation mentale. Enfin vous devez
interroger soigneusement les conditions sociales, le genre
de vie, les professions.

Dans les hôpitaux vous vous trouvez en présence des
influences professionnelles ; vous avez devant les yeux des
malades de presque toutes les classes, et vous auriez le re-
gret, plus tard, de n'avoir point mis à profit cette occasion
qui sera unique pour beaucoup d'entre vous. L'étiologie
professionnelle, outre qu'elle nous fait connaître des maladies spéciales (maladies saturnines, hydrargiriques, etc.)
dignes du plus haut intérêt, offre des points de vue impor-

tants à considérer. Soit que les professions modifient le tempérament et donnent de mauvaises habitudes au corps; soit qu'elles l'exposent à une fatigue spéciale ou à l'action d'agents hygiéniques dangereux par leur excès; soit enfin qu'elles le placent dans un milieu délétère ou toxique, leur action différente et variée reste incontestable. La plupart d'entre elles agissent comme de véritables causes prédisposantes, c'est-à-dire d'une manière insidieuse, tandis qu'un petit nombre, par leur action énergique et brusque, sont à la fois causes prédisposantes et occasionnelles (1).

Un point important et qui mérite toute la sagacité des médecins, une partie de l'étiologie professionnelle pleine d'avenir pour l'hygiène préventive, est celle qui a pour but de rechercher les professions qui par leur nature, par l'action physiologique qu'elles exercent sur l'organisme, semblent moins se prêter au développement des maladies les plus meurtrières, comme l'affection tuberculeuse par exemple. Prétendre qu'il existe alors un véritable antagonisme professionnel, serait outrepasser la vérité et l'expérience. Mais ce qu'on peut dire sûrement, c'est que, déjà, un certain nombre de faits du plus haut intérêt font comprendre que cette question mérite d'être mise à l'étude et réclame les efforts les plus persévérants. Plusieurs d'entre vous doivent se souvenir de quelques résultats personnels à cet égard, dont je les ai entrenus les années précédentes. Sur des relevés statistiques de cas de phthisie pulmonaire, d'après les professions et chez les hommes, j'ai été toujours surpris d'y voir figurer si rarement les bouchers, tandis que pour d'autres maladies, tels que le rhumatisme, etc., par exemple, ils fournissent également leur contingent. Depuis lors nous avons appris qu'un médecin allemand, M. de Neufville, médecin à Francfort-sur-Mein avait fait des observations analogues. D'après ses recherches, près des deux cinquièmes des décès des tailleurs, cordonniers et menuisiers, ont pour cause la phthisie, tandis que cette

(1) BOUCHUT. *Nouveaux éléments de pathologie générale,* etc., p. 45.

affection ne figure pas même pour un dixième dans la mortalité des bouchers (1). Ainsi ces hommes vivant au sein des effluves animales, pénétrés en quelque sorte des chaudes vapeurs de l'*aura sanguinis*, résisteraient davantage à la prise de possession de l'organisme par une maladie qui semble être le résultat ultime des altérations de la vie nutritive. Je le répète, ne prenons point encore de conclusions trop prématurées, mais que ces exemples où se rencontrent tant d'analogies rationnelles, nous encouragent à entrer vaillamment dans un ordre de recherches si plein d'avenir.

Vous pouvez encore étudier d'une manière beaucoup plus large l'influence relative des diverses professions sur la vigueur de la constitution et le développement de certaines maladies. Ceux d'entre vous, qui ont suivi les hôpitaux civils depuis plusieurs années, ont pu se convaincre de la supériorité des professions qui exercent les membres, mettent en jeu les divers appareils de la vie de relation sur celles qui sont sédentaires. Tandis que celles ci frappent en quelque sorte l'activité organique de stagnation, donnent un plus grand essor aux maladies atoniques, atrophient la constitution, les professions actives et s'exerçant sur des matériaux propres (fer, bois, etc.) affermissent la fibre et la rendent plus réfractaire aux atteintes des maladies chroniques. Chez eux, on peut dire que les causes des maladies sont plus en dehors des habitudes professionnelles; ce sont alors des causes accidentelles (refroidissements, intempérance, etc.). On peut considérer comme dignes du plus haut intérêt ces recherches qui ont pour but la constatation des rapports professionnels et le développement de telle ou telle maladie : c'est presque une découverte. Aussi suis-je heureux de vous signaler, sous ce rapport, le beau travail de notre compatriote, M. le docteur Potton, sur le *mal de vers ou de bassine*,

(1) Cité dans l'ouvrage : *Traité de géographie et de statistique*, etc. du docteur Boudin, t. ii, p. 647.

affection vésico-pustuleuse qui atteint les ouvriers employés dans les filatures de cocons.

Vous n'aurez garde de ne point tirer profit pour votre instruction des tableaux lamentables que vous aurez parfois sous les yeux; vous étudierez sur le vivant et en présence de la plus amère réalité, les effets physiques et moraux du modificateur qui occupe le dernier échelon des conditions sociales : la misère. Vous serez surpris de voir chez quelques sujets, les ravages produits par l'intensité et la durée de cette cause : c'est une transformation si profonde de l'organisme, c'est un trouble si général des fonctions que l'on peut y voir aussi bien une dégénérescence qu'une maladie *sui generis*. Sénilisme anticipé, inertie physique et morale, abrutissement, diarrhée, cachexie séreuse, tels sont les traits principaux que vous rencontrerez chez ces malheureux. Outre cela, vous constaterez toujours un état particulier de la peau : c'est une sécheresse anormale du derme, une flétrissure particulière de cet organe parsemé d'écailles noirâtres, détritus des sécrétions altérées de l'épiderme. J'ai toujours fait remarquer les rapports rigoureux existant entre cette lésion particulière, se produisant dans des circonstances données, et la maladie décrite sous le nom de *pellagre* endémique dans certaines contrées. Si l'on réfléchit encore que la pellagre telle qu'elle est décrite, a été souvent désignée sous le nom de *mal de misère*, comme pour témoigner de la nature de ses causes déterminantes, on verra une raison de plus de rattacher la maladie que nous observons dans nos salles à celle que l'on considère comme une maladie nouvelle.

Vous êtes heureusement placés pour étudier les influences endémiques, celles de localité, auxquelles se rattachent des questions intéressantes et à l'ordre du jour. Vous savez combien les recherches de géographie et de statistiques médicales par la nouveauté de leurs aperçus, par les inductions pratiques que l'on peut en tirer relativement à l'hygiène et aux causes des maladies, excitent d'intérêt et stimulent les efforts. C'est, en quelque sorte, une science nouvelle qui se prépare ; mais ses matériaux sont encore informes. Sous ce rapport, vous avez dans cet hopital, où affluent les malades des contrées environnantes, où la population est si variée, les moyens de contrôler certaines questions d'endémicité. Le voisinage de la Dombes, où les influences palustres constituent au physique aussi bien qu'au moral une classe à part d'indigènes, vous permet de vous instruire complètement sur les causes d'une nombreuse classe de maladies. Vous pouvez, en outre, avec le temps et la patience, discerner certaines influences topographiques qui paraissent d'abord des singularités, mais qui prennent plus d'importance à la longue. Permettez-moi, à cet égard, de vous citer un exemple qui m'a toujours vivement intéressé.

Plusieurs d'entre vous se souviennent de la remarque que je leur ai souvent faite, du grand nombre de scrofuleux provenant de deux départements presque voisins, la Haute-Loire et la Nièvre. Les notes prises depuis plusieurs années par nous, semblaient presque démontrer une influence endémique de la part de ces deux départements pour le développement de l'affection scrofuleuse : je n'osai toutefois qu'émettre de simples conjectures. Les documents recueillis, depuis lors, dans l'ouvrage du docteur Boudin, a confirmé pour moi la vérité de cette observation et a augmenté son intérêt. Dans les tableaux statistiques des départements, relatifs aux motifs d'exemption du service militaire par suite de maladies diverses ou d'infirmités, ce savant médecin a trouvé que les affections scrofuleuses se montraient 23 fois plus nombreuses dans la Nièvre que dans le Pas-de-Calais qui, de tous les départements, en fournit le moins ; la Haute-Loire se rapproche beaucoup de la Nièvre par le nombre des scrofuleux (1). Dans ces deux départements les réformes pour cause de faiblesse de constitution et claudication sont très-nombreuses également. Ce sont des rapprochements qui peuvent vous inspirer le désir de nouvelles recherches

____

(1) Boudin. *Ouv. cit.* t. ii, p. 243.

étiologiques, et étendre au-devant de vous les horizons de l'observation médicale.

Avant de passer à l'étude des causes morales, je dois dire ici quelques chose des faits relatifs à un mode particulier de contagion, faits encore peu connus mais bien dignes d'appeler la sollicitude de tous ceux qui s'intéressent à la santé des classes populaires ; c'est dans cet hopital que nous les avons recueillis. Nous avons la conviction que bien des maladies, comme la gale et la variole, certaines maladies de la peau *cryptogamiques, teigne, mentagre, herpès tonsurans,* se transmettent dans les classes pauvres par l'intermédiaire des vêtements. Nous possédons des exemples authentiques à ce sujet. Il résulte de là qu'une surveillance très-sévère devrait être exercée sur les friperies. Ces établissements insalubres qui fourmillent dans les quartiers populeux, tiennent en dépôt les plus tristes maladies ; c'est là, en effet, que sont entassés sans avoir été purifiés des hardes et d'autres objets qui recèlent des germes morbifiques. Il devrait être prescrit aux marchands de vieux vêtements, sous des peines très-sévères, de s'enquérir avant tout de la provenance des vieilles hardes ; et de s'assurer surtout si les objets de literie n'ont point servi à des sujets atteints d'affections réputées contagieuses. La purification de ces objets devrait avoir lieu sous la responsabilé immédiate de la police. Il est évident qu'il existe, sur ce point, une lacune dans les prescriptions de l'hygiène publique, comme l'a déjà fait remarquer un médecin de Marseille, le docteur Bertulus.

J'aurai plus d'une fois à vous entretenir d'un mode particulier d'infection, dû aux influences nosocomiales et qui, depuis plusieurs années, fait l'objet de mes études. Il s'agit d'une fièvre particulière, de nature adynamique qui atteint les jeunes malades à l'époque de leur convalescence, soit d'une fièvre typhoïde, soit d'un exanthème ou de tout autre maladie aiguë. (1) On dirait que, tant que chez ces

____

(1) Nous nous occupons d'un travail *ex professo* sur ce sujet, en

sujets, l'organisme est en action sous une influence morbide qui parcourt ses phases, il est peu impressionné par les émanations délétères au sein desquelles il respire. Mais dès que la réaction de l'état hygide a lieu, dès que l'équilibre des forces vitales revient, l'empoisonnement miasmatique commence. Et alors le médecin se trouve dans une dure alternative : s'il renvoie le malade dès sa convalescence, c'est un invalide pour le travail, il ne peut suffire aux besoins de sa vie ; s'il tolère un plus long séjour dans les salles, il l'expose aux pernicieuses influences de ce *ferment animal*, ainsi désigné par Fréd. Hoffmann, qui peut lui faire perdre une vie que les efforts de l'art ont, une première fois, si laborieusement rachetée. Lorsque vous vous trouverez en face de pareils exemples, vous sentirez combien l'assistance publique a, de nos jours, de progrès nécessaires à réaliser, et que la création des hôpitaux de convalescents devient l'annexe obligée de tout grand hôpital. Que les riches et bienfaisants donataires de l'avenir, stipulent comme condition de leur héritage, l'édification de ces établissements salutaires, une grande cause, celle de la santé du peuple sera gagnée !

Je ne vous ai encore rien dit des aliments comme cause des maladies. Que de recherches intéressantes il vous reste à faire sur ce point où rentre une très-grande partie de l'hygiène ! Mais, à cet égard, ne bornez point vos interrogations à la banalité des renseignements ordinaires ; pénétrez dans les détails touchant la nature des aliments ingérés, l'ordre des repas, les privations, etc. Vous arriverez ainsi expérimentalement à des données étiologiques moins vagues que celles qui sont fournies par la constation d'une indigestion. Dans les classes pauvres, l'ingestion usuelle d'aliments insalubres occasionne presque des empoisonnements. La privation d'aliments de bonne qualité donne essor aux diathèses scrofuleuses, tuberculeuses, scor-

collaboration avec M. Jutet, jeune médecin laborieux et instruit de notre Ecole.

butiques, etc. Nous n'avons point manqué, dans ces dernières années, marquées par la cherté excessive de la viande et du vin, de vous signaler l'extension des maladies chroniques compliquées d'atonie, d'altération du sang, de cachexies, chez nos malades appartenant aux classes nécessiteuses.

III. *Causes prédisposantes et déterminantes tirées de l'ordre moral et social.*

L'étude des causes qui agitent la vie de l'homme, l'altèrent ou la détruisent, ne constitue-t-elle pas une partie importante de la mission dévolue à ceux qui sont appelés à affermir cette vie? Le médecin n'est-il pas aussi une vigie qui donne le signal des périls de la traversée? Si donc j'appelle spécialement votre attention sur ces causes particulières de maladies, c'est autant pour affermir et éclairer votre pratique, que pour vous indiquer les moyens d'acquérir une plus grande considération. *Spiritum nolite extinguere*, est-il dit dans les Écritures, n'éteignez point en vous l'esprit, c'est-à-dire ne craignez point de vous placer dans la situation où vous place l'opinion publique elle-même, par les voix les plus autorisées, *au sommet des professions sociales* (1). Ne redoutez point d'apporter le flambeau de votre analyse dans les mystères de la vie publique et privée, et d'y découvrir, au milieu de leurs complications, dans leur infinie diversité, les causes des maladies que vous devez guérir ou soulager. N'éteignez point en vous cet esprit philosophique et investigateur, qui est un des plus beaux apanages de la médecine.

Ne vous laissez point engourdir par les conseils timides des hommes qui vous représentent cet ordre de recherches

(1) Paroles de M. le Ministre de l'Instruction publique, *Rapport sur le rétablissement du baccalauréat ès lettres.*

comme dépassant les limites et la portée de notre science. Répondez-leur que Barthez et que Pinel ont voulu et su rattacher certaines formes de maladies à un état correspondant de la civilisation ; et qu'ils ont, en cela, imité plusieurs de leurs devanciers. Ne leur objecterez-vous pas que si la nature humaine est influencée par l'atmosphère physique extérieure, elle est également impressionnée par l'atmosphère sociale ? qu'elle réagit sous toutes les influences quelque minimes qu'elles paraissent et s'y coordonne quelquefois ? Il existe une solidarité de mal et de maladie entre les hommes, de même qu'il existe une solidarité de bien et de bonne santé. Tel homme ne fait rien qui explique l'invasion de la maladie; mais quelle est sa constitution, constitution léguée par ses parents, plus ou moins affaiblie par le milieu dans lequel il vit, par la sophistication des substances alimentaires, par l'atmosphère viciée des villes, par des habitudes de mollesse et de luxe, fruits d'une éducation funeste à la santé. Le médecin, pas plus que tout homme doué de quelque raison, ne peut et ne doit condamner ce que l'on nomme civilisation. Il doit se garder de faire de cet événement qui est, après tout, de l'ordre providentiel, le texte d'un langage accusateur et déclamatoire ; mais comme aussi cette évolution de l'humanité comporte, dans ses différentes périodes, des changements plus ou moins brusques, plus ou moins profonds dans les mœurs et les habitudes, et que ces derniers amènent des changements corrélatifs dans la santé en général, le médecin voit rentrer l'étude de toutes ces choses dans les données légitimes de son appréciation. Il doit, comme il le fait déjà pour les constitutions atmosphériques et saisonnières, étudier le génie pathologique de certaines maladies dans leurs rapports avec la constitution morale régnante, les idées, les mœurs et les institutions ; et dans ce travail analytique, plein de difficultés sans doute, il peut trouver des solutions qu'il demanderait vainement ailleurs. L'espèce humaine, en général, subit l'étreinte, au physique et au moral, des événements qui retentissent au-dehors, qui modifient l'état social, comme on voit une collection d'individus, une armée, par exemple, subir les impressions diverses de l'atmosphère morale dont elle est environnée.

Tout le monde est frappé, et les médecins le sont plus que tout autre, de la multiplicité de nos jours des affections des centres nerveux. On dirait une espèce d'*oïdium* qui altère la pulpe de la substance cérébrale et flétrit l'organe de la pensée. Vous voyez poindre, à des signes malheureusement trop irrécusables pour l'observateur, ces désordres dont l'évolution aura une marche plus ou moins rapide. Le temps est propice aux affections mentales, comme aux maladies plus obscures, plus indécises des centres nerveux, (ramollissements cérébraux, myélites aigues et chroniques). Mais, dira-t-on, ces affections ont existé de tous temps : est-ce qu'au XVIIIe siècle les attaques d'apoplexie n'étaient point aussi fréquentes ? Peut-être l'étaient elles ; c'est une question à résoudre. Relativement à notre époque, tout praticien peut se dire qu'il voit monter autour de lui, chaque année, une proportion plus grande de ces affections qui tiennent le milieu entre l'apoplexie et l'aliénation mentale ; qu'il voit un nombre plus grand de diabétiques, etc. Nous retrouvons une plus grande proportion de ces maladies dans les professions livrées aux graves préoccupations des intérêts matériels, dans celles où la fixité de la fortune est le plus souvent atteinte. Nous les rencontrons dans ces situations vertigineuses, au milieu desquelles l'homme, entraîné par le succès même, n'a qu'un but et qu'un désir s'enrichir. Le lendemain d'un cataclysme politique, nous observons les nombreuses victimes de ces événements qui frappent le passé et ruinent les espérances. Nous en retrouvons un plus grand nombre chez ces hommes qui ont mené de front, au sein de conditions opulentes, le travail excessif avec les plaisirs. Vous verrez souvent combien, par leurs symptômes et par leurs résultats, le ramollissement cérébral et cette autre maladie, qui, de nos jours, a dû prendre rang dans la science sous le nom d'*alcoolisme chronique*, présentent d'analogie.

Une époque où les désirs sont exorbitants, où l'imagination est échauffée par les prodiges que réalise le travail de l'homme sur la surface du globe, où les fluctuations de l'existence vont en sens contraire, où les illusions sont rapidement détruites, où la vie de famille s'amoindrit, cette époque doit être propice aux altérations organiques et fonctionnelles des centres nerveux. Il y a vraiment là une relation de cause à effet. Joignez-y la mollesse de la discipline paternelle, les délicatesses dont le jeune âge est entouré, l'influence d'un modificateur physique dont nous dirons quelques mots, et la démonstration sera complète. Remarquez bien, Messieurs, que nous ne parlons point ici de libertinage, de ces excès commis aussi bien en dehors de la dignité humaine que des lois de la raison et de l'hygiène (1), qui sont une cause déterminante formelle, et que nous aurons trop souvent l'occasion de constater.

Si quelques doutes pouvaient encore subsister dans votre esprit, touchant l'action de ces causes sur la production des maladies de l'intelligence et du ramollissement cérébral, la nature du délire ne confirmerait-elle pas cette induction ? Quoi de plus accusateur, en effet, que le langage et les pensées habituelles des victimes de ces désordres organiques ! Ce malade qui, au milieu de sa décadence, sur ses propres ruines, exalte sa personnalité, ne profère que les paroles les plus louangeuses pour tous ses actes ; ne rêve, à travers les projets les plus magnifiques, que l'opulence la plus assurée ; ce malade ne vous paraît-il pas avoir subi une impression trop forte des émotions du dehors ? Oui, sans doute ; et dans ses conceptions délirantes, vous reconnaîtrez littéralement une trop forte répercussion sur l'encéphale des événements extérieurs.

(1) L'acte conjugal, pratiqué immédiatement après le repas et les excitations alcooliques, est peut-être une des causes les plus puissantes des maladies dont il est question.

Au risque de déplaire à un grand nombre d'entre vous, au risque même de vous inspirer quelques craintes, je dois vous parler, en ce lieu, d'un modificateur presque aussi répandu de nos jours que l'aliment ; dont l'usage de plus en plus vulgaire, se rattache avec évidence aux habitudes de la civilisation moderne. C'est l'usage excessif du tabac à fumer. On ne peut plus faire de cette substance un texte de plaisanteries, et sans vouloir recommencer contre elle la croisade entreprise jadis par un excellent professeur de cette école (1), il est permis d'examiner et de juger son action. Si, comme le remarquait un médecin éminent de notre Cité, le docteur Prunelle, l'Allemand et le Hollandais, à la fibre plus molle et plus humide, au caractère moins impressionnable, au tempérament moins actif, peuvent impunément, ce qui est encore à démontrer, se plonger dans les extases amenées par les vapeurs de la nicotiane, le Francais doué de qualités opposées, doit-il le faire sanc mesure ? Il y a là une question d'hygiène nationale. Aussi, n'avons-nous jamais considéré comme une singularité, ce rapprochement fait par Lémontey, historien accrédité de la Régence, sur l'introduction presque simultanée en Europe, de trois substances exotiques, le Café, le Tabac et le Thé, et sur l'influence exercée par ces modificateurs sur les mœurs aussi bien que sur le génie pathogénique des affections régnantes. Ce génie fut caractérisé par une plus grande impressionnabilité du caractère national.

Nous l'avons mentionné, il y a un instant, si l'on pouvait rattacher au génie de notre époque, à ses tendances une forme particulière de maladies, ce serait sans contredit les affections chroniques des centres nerveux, ces lésions sourdes de l'appareil, support de l'intelligence, dans lesquelles on constate si souvent une période d'affaiblissement des facultés avant leur perversion ou leur oblitération. Eh ! bien, en présence de semblables données, l'hy-

---

(1) *Quelques considérations sur le tabac*, par G. Montain, professeur de thérapeutique. Lyon 1840.

giéniste, ou pour mieux dire le médecin, doit se demander
si, outre les causes morales et sociales que nous avons
désignées, il n'existe point aussi une cause purememnt
physique, pénétrant les organismes, ayant sur le public une
action répétée, généralis

« Gutta cavat lapidem, non vi sed sæpe cadendo. »

L'abus du tabac à fumer répond parfaitement à la question, et peut jeter quelque jour sur ce point obscur d'étiologie. Chez le fumeur à outrance, il y a une absorption
non douteuse, par les voies pulmonaires, d'un alcaloïde puis-
sant, mitigé sans doute par son association à d'autres substances et par l'assuétude. Le premier effet, analogue
à celui qui est déterminé par l'ingestion des plantes
vireuses, est ce qu'ou peut appeler l'*ivresse nicotinique*;
les seconds sont l'hébétude, la diminution de l'attention et de la mémoire. On constate chez le fumeur à
outrance l'amoindrissement des facultés intellectuelles,
cette tendance à l'oisiveté si bien décrite par un de vos
éminents professeurs (1), et qui, de nos jours, s'élève jusqu'au rôle d'une maladie morale. Enfin, des témoignages
sérieux iraient jusqu'à rendre cette substance responsable
de plus grands ravages. « Certains auteurs, dit le docteur
Morel, prétendent que l'abus du tabac est loin d'être sans
influence sur le développement des affections mentales,
compliquées de paralysie générale. C'est au moins l'opinion
de deux aliénistes célèbres, Guislain et Hagen, et lorsque
de mon côté j'observe, dans un asile de mille malades, la
progression toujours croissante de la paralysie générale,
je suis disposé à me ranger du côté de ces médecins éminents. »

Nous avons eu l'occasion, et vous l'aurez peut-être
vous-mêmes, d'observer des exemples confirmatifs en partie
des opinions précédentes. Il est certains malades, et en

---

(1) M. A. Bonnet, dont la mort, si prématurée est l'objet d'una-
nimes regrets.

particulier de jeunes ouvriers, fumeurs à outrance, qui entrent dans nos salles, plongés dans une hébétude tenant moins à leur maladie actuelle qu'à leurs habitudes antérieures ; chez lesquels la torpeur physique et morale, l'engourdissement de la sensibilité, circonstances qui tiennent en échec les mouvements curateurs, sont le résultat mixte de l'abus des alcooliques et du tabac à fumer.

En présence de pareils faits, ne devez-vous point, dans toute l'énergie de vos désirs, formuler le vœu qui consiste à prémunir au moins l'enfance contre les séductions dangereuses qu'exercent les vapeurs de la nicotiane ? Si, aux yeux du moraliste, c'est un grand scandale que de voir de jeunes enfants de dix, de treize ou quatorze ans, assiéger les officines où se débite la plante funeste, aux yeux du médecin, n'est-ce point l'indice certain de la décadence des générations futures ? Eh ! quoi, l'enfance elle-même abuse déjà d'un modificateur qui blase constamment, s'il n'empoisonne pas toujours ! Faisons directement appel à la sollicitude, à l'énergique vigilance de l'autorité.

Je vous engage à mieux pénétrer qu'on ne le fait d'ordinaire, les causes morales qui auront pu agir sur les malades dont vous aurez à vous occuper. Sur ce point, il y a deux écueils à éviter : la tendance à nier l'action de ces causes ; le peu de discernement à scruter la variété de leurs effets. Le scepticisme qui a envahi notre profession, et le goût plus prononcé que l'on a, en général, pour les faits de l'ordre physique, la constatation matérielle, ont fait rejeter sur un dernier plan l'influence de l'impression morale sur la détermination des actes pathologiques. A peine l'admet-on dans la production de l'ictère succédant à la peur, à l'emportement de la colère ! Mais lorsqu'il s'agit de lésions organiques, d'altérations profondes de la substance du corps, ses effets paraissent indéterminés ; on se soucie peu d'invoquer l'action d'une cause qu'on ne peut comprendre. Aussi, notre science offre, sous ce rapport, permettez-moi l'expression un peu triviale, le spectacle de bien des palinodics. Ainsi, jusqu'à la fin du siècle dernier, tous les maîtres de l'art sans exception, tous les auteurs classiques admettent invariablement l'influence des chagrins, des peines morales pour la production du cancer et d'autres lésions organiques ; de nos jours, cette opinion est considérée comme ne reposant sur aucune base. Les observateurs modernes ne retrouvent plus l'épine morale dans la lésion organique. Un professeur éminent, auquel nous nous plaisons à rendre le plus sincère et le plus reconnaissant hommage, un de ces hommes qui ont le plus efficacement contribué à former de solides générations de chirurgiens (1), déclarait naguère que l'influence des chagrins sur le cancer du sein lui paraissait nulle et controuvée. Cette assertion résume l'esprit du siècle, et sa croyance aux causes morales. Sans attendre, comme cela aura lieu infailliblement, une réaction en sens contraire, sans attendre la venue d'autres observateurs qui nous prêcheront l'omnipotence des chagrins, pour la production des maladies organiques, rattachons-nous, sur cette question à ce que commandent la raison et l'expérience. Il faut voir dans les causes morales, tantôt des causes prédisposantes, tantôt des causes efficientes. Dans un petit nombre de circonstances, elles peuvent sidérer l'organisme comme le fait la foudre, dans un plus grand nombre, elles altèrent assez ses fonctions pour amener ces collapsus, ces affaissements qui sont de si mauvais augure dans les fièvres graves. Enfin, dans la majorité des cas, elles engourdissent assez la réaction de l'économie pour donner accès aux perturbations apportées par les causes dites *occasionnelles* ou par les causes *spécifiques*. Les preuves en sont tirées des exemples qui se manifestent en temps d'épidémie, etc. Les causes morales jouent, dans ce cas, le rôle de causes prédisposantes.

Il n'y a rien qui répugne à une saine physiologie dans le mode d'action des causes morales, en tant qu'efficientes,

(1) M. le professeur Velpeau.

sur la production des lésions organiques. Les peines morales, *animi œgritudines* abaissent l'action nerveuse, diminuent les inspirations, amènent l'hypostase veineuse ; et le sang veineux est le foyer des productions hétérologues. Enfin, je crois à la grande puissance des influences morales sur l'altération physique, parce que la hiérarchie des causes pathologiques se mesure à la grandeur et à la dignité de l'être. Or, les impressions les plus fortes qui puissent ébranler la nature humaine sont celles qui opèrent sur la pensée et les facultés affectives. Leibnitz avait appliqué au monde moral et au monde sensible un principe qui peut parfaitement s'appliquer à l'étiologie morbide ; dans la production de tout état morbide, l'effet total et ultime qui constitue l'individualité pathologique, est la résultante de la manière d'être des agents morbifiques par rapport à nous, et de notre manière d'être par rapport à eux.

Il n'en reste pas moins vrai que si les causes morales ne peuvent être niées dans leurs effets généraux sur la production des maladies, on se rend moins bien compte de leurs effets particuliers. L'esprit humain a plutôt une conscience instinctive de leur réalité, qu'une connaissance raisonnée de leur action propre et individuelle. Il est bien sûr cependant que toutes ces causes n'ont point une manière d'agir uniforme, soit sur les organes, soit sur les fonctions. Peut-être que chacune a une spécificité d'action ? Je n'oserais l'affirmer, messieurs, mais ce que je puis vous dire, c'est qu'il y a des recherches utiles à faire à cet égard et qui peuvent honorer une vie laborieuse. Déjà vous pourrez observer que les chagrins (mot qui exprime une idée si complexe), qui prennent leur source dans le changement d'une situation sociale (revers de fortune, ambition déçue, vanité blessée) ont une action particulière sur les centres nerveux, tandis que les peines de cœur, reposant sur la perte d'affections, sur des séparations forcées, ont une action élective sur les viscères de la vie organique. La grande multiplicité, de nos jours, des maladies du cœur, pourront beaucoup vous en apprendre sur ce point : l'endocardite rhu-

matismale ne peut point seule expliquer l'élévation, chaque
année croissante, des maladies si variées de l'organe cen-
tral de la circulation. La flèche empoisonnée des chagrins
a une part aussi à ces blessures trop souvent mortelles,
hœret lateri lethalis arundo.

Si la pratique de la médecine dans les hôpitaux instruit
moins que la pratique civile sur ce qu'on pourrait appeler
les délicatesses du mode d'influence des causes morales, sur
les nuances de celles-ci. Si nous ne pouvons complètement
étudier dans ces asiles sacrés de la misère les conséquences
sanitaires du luxe, de l'oisiveté, de cette sorte d'anarchie pro-
duite par une vie mondaine et dissipée; si nous ne pouvons, en
ces lieux, pénétrer suffisamment la vie intime des patients,
nous y avons beaucoup d'autres choses à apprendre. Il ne
faudrait point croire toutefois que les influences dont nous
venons de vous entretenir soient totalement inaperçues
dans les hôpitaux : ceux qui y trouvent un refuge n'ont-ils
pas subi les influences du milieu extérieur jusqu'à un certain point? On peut donc dire que l'hospice d'une grande
cité réflète, eu égard aux maladies qu'on y observe, une
partie des misères physiques et morales qui sont l'attribut
du milieu social et civilisateur de l'époque. Vous retrouverez ainsi, et les exemples semblent se multiplier depuis
quelques années, les maladies vaporeuses de la femme du
monde, chez la jeune ouvrière dont la fougue des désirs
et les convoitises s'excitent au foyer de la grande cité. Vous
rencontrerez chez le jeune compagnon, chez le cultivateur
parvenu à l'aisance, les maladies désignées tantôt sous le
nom de mélancolie, d'hypocondrie, tantôt sous celui de
spleen, mais qui, sous ces désignations différentes, expri-
ment le fait d'une altération fonctionnelle dans le mode
de la vie nerveuse. Remontez à la cause de ces désordres,
que vous trouvez si bien lorsqu'il s'agit des classes opulentes, vous la retrouverez proportionnée sans doute à la
condition des personnes, mais identique quant à sa nature. Sans doute, vous ne constaterez point dans ce cas
l'action énervante du luxe, les stimulations de la bonne

chère, la satisfaction de tous les caprices, de toutes les fan-
taisies que suggère l'oisiveté et que l'abondance peut per-
mettre, mais vous rencontrerez néanmoins certaines causes
proportionnées à leurs effets. La grande ville, outre l'atmosphère qu'on y respire et qui allume les passions, présente en
foule ces lieux de divertissements, de jouissances presqu'ar-
tistiques, et plus nombreux encore ces établissements où
règnent en permanence l'agitation, l'ivresse et le bruit.

Vous n'oublierez point aussi, parmi vos investi-
gations étiologiques l'influence de la littérature à bon
marché sur la surexcitation du système nerveux dans les
classes inférieures, chez les deux sexes. Si l'instruction
régulière et progressive, si l'acquisition des vérités et des
notions essentielles à la vie, est le plus grand des bienfaits
que la civilisation puisse répandre sur les masses ; il n'en
est point ainsi de cette instruction avortée, de ces lectures
qui ne font qu'exciter l'imagination quand elles ne la
souillent pas. Enfin, et malheureusement vous aurez l'occasion de rencontrer, dans les salles livrées à votre instruction, de ces exemples néfastes, de ces décadences indi-
viduelles qui frappent presque autant l'esprit qu'un désastre
politique, vous serez effrayés de l'intensité des désordres
que peuvent amener dans le corps humain l'action trop souvent simultanée des excès et des chagrins...

Telles sont, Messieurs, les réflexions que j'avais à
vous présenter et les conseils que j'avais à vous donner
à l'ouverture de ces conférences, dans lesquelles nous
ne manquerons pas d'approfondir certaines de ces questions dont je n'ai presque tracé que le programme. Heureux si le tableau que je vous ai présenté des richesses
étiologiques, fournies à l'observateur par un grand hôpital,
peut vous engager à en prendre votre part. Mon but sera
atteint, si je suis parvenu à diriger l'esprit des plus mûrs
d'entre vous vers cet ordre de recherches, et si mes paroles ont pu exciter chez ceux qui commencent, un senti-
ment d'admiration pour la grandeur de notre art.

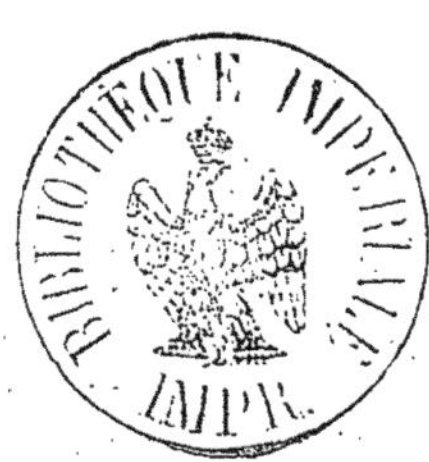